AF363940

LES VINS D'ORGE

ET

L'EAU-DE-VIE DE VIN D'ORGE

AU POINT DE VUE DE L'HYGIÈNE

ET DE L'ALIMENTATION

PAR

Georges JACQUEMIN

———×———

NANCY

IMPRIMERIE PAUL SORDOILLET

51, rue Saint-Dizier, 51

——

1888

VINS D'ORGE

ET

L'EAU-DE-VIE DE VIN D'ORGE

LES

VINS D'ORGE

ET

L'EAU-DE-VIE DE VIN D'ORGE

AU POINT DE VUE DE L'HYGIÈNE

ET DE L'ALIMENTATION

PAR

Georges JACQUEMIN

⁂

NANCY

IMPRIMERIE PAUL SORDOILLET

51, rue Saint-Dizier, 51

—

1888

TABLE DES MATIÈRES

PAGES.

I. — De la levûre elliptique, ou levûre de vin.................... 5

II. — Fabrication du vin d'orge............................... 8

III. — Avantages du vin d'orge pour la consommation 13

IV. — Le vin d'orge au point de vue de l'hygiène 15

V. — Des eaux-de-vie et de l'alcool de vin d'orge au point de vue
de l'hygiène.. 17

VI. — L'expression de *vin d'orge* est-elle légitime ?.............. 20

LES VINS D'ORGE

ET

L'EAU-DE-VIE DE VIN D'ORGE

AU POINT DE VUE DE L'HYGIÈNE ET DE L'ALIMENTATION

I

De la levûre elliptique, saccharomyces ellipsoïdeus ou « levûre de vin ».

On sait depuis longtemps que les matières sucrées, dissoutes dans l'eau et placees dans telle ou telle condition, se convertissent soit en acide carbonique et alcool, soit en acide lactique, puis en acide butyrique, carbonique et en hydrogène, soit en gomme et mannite.

M. Pasteur nous a dévoilé le secret de ces métamorphoses, de ces fermentations, pour me servir de l'expression qui caractérise ces transformations ; nous a fait connaître ces ferments de nature et d'effets si dissemblables qui les accomplissent, ainsi que les nécessités de leur évolution, de leur existence si active, de leur multiplication si considérable. L'étude des fermentations, dirigée magistralement par notre illustre chimiste, est entièrement satisfaisante au point de vue de l'explication de phénomènes jusqu'alors fort obscurs, mais peut encore amener des surprises.

Ainsi la fermentation alcoolique, la plus importante au point de vue social, produit le vin quand elle se développe dans le moût du raisin et fournit la bière quand elle s'effectue dans un moût d'orge houblonné. Est-ce le même ferment alcoolique qui fait naître des résultats si différents ?

Pendant longtemps on n'a pas su distinguer la levûre de vin de la levûre de bière. on les confondait volontiers, on ne pensait pas qu'il pût exister plusieurs sortes de ferments alcooliques. C'est M. Pasteur qui a établi l'existence de levûres diverses et une différentiation très nette entre ces levûres ou saccharo-myces ; qui a démontré la probabilité de nombreuses variétés de levûre elliptique ou levûre de vin. et de levûre de bière, chacune d'elles étant capable de coopérer dans une certaine mesure à la saveur propre à tel vin ou à telle bière.

Mais il m'a paru que la question de stabilité de l'espèce méritait examen, et qu'il y avait lieu de s'assurer si cette stabi-lité était vraiment absolue, dans les limites du possible, en un temps donné. En effet la levûre elliptique n'était-elle pas une forme de la levûre de bière que beaucoup considéraient encore comme le ferment alcoolique type ? Cette forme n'était-elle pas déterminée par l'influence d'un milieu spécial, le moût de rai-sin ; quelle influence les divers milieux peuvent-ils apporter à son développement, à sa vie ; ne pourrait-elle pas retourner à la forme primitive et finalement se comporter comme elle ?

Dans un mémoire que j'ai présenté à l'Académie des sciences le 5 février 1888, j'ai pu conclure qu'après dix-huit mois d'expé-riences le saccharomyces ellipsoïdeus a présenté la plus grande stabilité, malgré la différence des milieux où se sont opérées suc-cessivement des cultures répétées, et constitue un ferment al-coolique tout à fait distinct de la levûre de bière. et non pas une modification de celle-ci capable d'y retourner, même en vivant dans le moût de bière.

A ces dix-huit mois viennent de s'ajouter encore neuf mois, et après vingt-sept mois mes conclusions sont restés les mêmes.

Pendant cette longue période de recherches, j'ai toujours constaté que la levûre elliptique avait pour caractère essentiel de donner de la vinosité aux liquides fermentés sous son influence, et de transformer en un vrai vin le moût d'orge spécialement approprié à sa vie.

Une remarque avait été antérieurement faite à ce sujet. M. Pasteur, dans ses *Études sur la bière* (1876), dit, page 224, qu'ayant cultivé cette levûre elliptique sur une assez grande échelle dans le moût de bière, elle lui a fourni « *une bière particulière, vineuse, un véritable vin d'orge* ». Ce n'était pas en réalité du vin, mais une *bière particulière, vineuse*, qu'avait obtenue l'illustre chimiste; toutefois il est évident que si, moins préoccupé alors de ses expériences sur la bière, il était entré dans la voie ouverte par cette culture, il serait arrivé infailliblement à créer une nouvelle boisson alimentaire, un vin vraiment nouveau, le *vin d'orge*.

C'est cette nouvelle création que je vais décrire dans cette brochure.

Le milieu le plus convenable pour l'évolution du saccharomyces ellipsoïdeus doit se rapprocher autant que possible du moût de raisin par sa composition. Si j'ai fait choix du moût d'orge, dès le début de mes expériences, c'est qu'il contient tous les aliments nécessaires à ce ferment, matière sucrée, matière azotée et matières minérales. Mais ce milieu est presque neutre et risque fort d'être parasité par des germes de levûre lactique et autres, dont les brasseurs ont tant de peine à sauvegarder leurs fermentations. Pour éviter de tels accidents, irrémédiables au point de vue de la pureté du ferment, j'ai ajouté 2^{gr}50 pour mille de bitartrate de potasse (crème de tartre) après saccharification terminée, et c'est en raison de cette addition que mon moût s'est rapproché davantage du moût de raisin, car le bitartrate de potasse existe naturellement dans le raisin, et c'est du raisin, et *uniquement du raisin* ou *du vin de raisin* que l'on retire ce sel, car il ne peut être produit artificiellement.

La levûre elliptique peut dans ces conditions évoluer sans être gênée physiologiquement et sans avoir à lutter pour l'existence contre des ferments concurrents. En opérant ainsi d'ailleurs, je restais fidèle aux principes posés par mon illustre maître, M. Pasteur, qui dit dans ses *Études sur la bière* (page 225) : « L'addition d'un peu d'acide à la solution sucrée, de 1 à 2 millièmes d'acide tartrique par exemple, facilite souvent la destruction de certains germes d'impureté. »

Pour éviter toute confusion dans la suite de cet exposé, toute erreur d'interprétation, il convient d'établir une distinction entre les moûts dont l'orge germé forme la base. Le *moût d'orge*, sans autre désignation, est le produit de la saccharification diastasique de l'orge germé, ou malt ; le *moût de bière* est du moût d'orge houblonné, tandis que j'appelle *moût d'orge tartarisé* le moût qui sert de point de départ à mes expériences, c'est-à-dire le moût d'orge additionné de bitartrate de potasse.

II

Fabrication du vin d'orge.

Lorsque l'on saccharifie le poids de malt employé pour la fabrication des bières fortes, suivant le mode employé par les brasseurs en pareil cas, et qu'on ajoute au moût d'orge $2^{gr},50$ de crème de tartre par litre, et enfin la quantité voulue de ferment elliptique après refroidissement du liquide à 18 ou 20°, la fermentation s'établit et suit son cours, comme dans la vinification ordinaire, sans qu'il soit nécessaire d'abaisser la température ainsi qu'on le fait dans la fabrication de la bière.

Le produit, transvasé dans un nouveau foudre, y subit la fermentation lente, dite secondaire, qui se termine par un dépôt complet de la levûre, et donne au soutirage un liquide d'une limpidité parfaite, un véritable vin d'orge, d'une saveur vineuse incontestable. En voici la composition moyenne :

> Poids de l'extrait par litre.............. 60 grammes.
> Poids des cendres (dont 0gr,50 acide phos-
> phorique)....................... 3 —
> Degré alcoolique 6° °/₀.

et en centièmes :

	Grammes.
Alcool 6° °/₀, soit en poids	4,80
Sucre réducteur.........................	1,00
Dextrine................................	3,00
Matières albuminoïdes et indéterminées	1,28
Glycérine	0,20
Acide succinique.........................	0,04
Bitartrate de potasse.....................	0,25
Matières minérales de l'orge...............	0,23
Eau....................................	89,20
	100,00

On voit que la fermentation par la levûre elliptique fournit naturellement au vin d'orge les produits, glycérine, acide succinique, qui sont aussi dans le vin de la vigne les résultats de la fermentation du moût de raisin.

On comprend que la composition de ce vin d'orge puisse varier et présenter un certain écart en plus ou en moins avec les chiffres que je viens d'indiquer, car la composition du moût d'orge tartarisé ne saurait être toujours égale, pas plus que celle du moût de bière et pour les mêmes raisons. Ainsi j'ai obtenu des poids d'extrait de 58 à 62 grammes par litre, des degrés alcooliques allant de 5°,5 à 6°,5, et de même une variation dans la matière minérale provenant de l'orge.

Enfin j'ai constaté que, lorsqu'au lieu de terminer la saccharification, ou fermentation diastasique de l'orge, par coction de la trempe je procédais par infusion à 75° finalement portée à 80°, le poids des matières minérales extraites de l'orge s'abaissait très sensiblement.

Le vin d'orge, tel qu'il résulte de mes expériences, avec la

composition que je viens d'indiquer, est une boisson agréable,
plus alimentaire que le vin du raisin, qui ordinairement ne
dose pas plus de 20 à 22 grammes d'extrait par litre. Je ne
parle pas de l'extrait des vins du Roussillon, de certains vins
d'Espagne ou d'Italie, qui peut atteindre et même dépasser
quelque peu 30 grammes par litre, parce que ces vins ne sont
guère destinés qu'à la fabrication des vins de coupages.

Nous venons de voir au contraire que ce vin d'orge contient
en moyenne 60 grammes d'extrait par litre, dont 40 grammes
de principes hydrocarbonés, c'est-à-dire d'aliments propres
au bon entretien de la respiration et au bon maintien du tissu
adipeux ; et de plus une proportion sérieuse d'une matière
albuminoïde, à l'état de peptone, digérée en quelque sorte,
directement assimilable et se comportant comme aliment plas-
tique pour la reconstitution de nos muscles ; et en outre un
poids plus élevé de phosphates qui aideront à la réfection du
système nerveux et du tissu osseux.

On peut d'ailleurs lui faire prendre une autre forme, qui lui
donne une qualité différente, et le fera rechercher davantage
pour la consommation. En effet le producteur, mettant à profit
la pratique du brasseur, ne manquera pas d'utiliser la fermentation secondaire, mais en empêchant l'acide carbonique de se
dégager, afin d'obtenir du vin d'orge mousseux, qui s'expédiera
en barils ou en bouteilles comme la bière mousseuse. Or on
sait qu'en tous pays les boissons mousseuses sont très appré-
ciées, très estimées surtout quand elles possèdent en même
temps les qualités du vin. Il n'est donc pas téméraire de pré-
dire un grand succès au vin d'orge mousseux, qui, à 6° d'alcool,
sera le pendant des bières mousseuses fortes et pourra être
consommé dans les mêmes cas.

Il entrera à l'état mousseux dans la consommation tout
comme la bière mousseuse, et cela par deux raisons : il ne
coûtera pas plus que la bière, et il présente un avantage sur
celle-ci, c'est que son alcool est de bonne nature, pour me
servir de l'expression consacrée aux alcools de vin. Et de fait
c'est un alcool engendré par le même ferment, par la levûre

elliptique. L'eau-de-vie brute, que j'en ai retirée par distillation, m'a toujours paru d'aussi bon goût que l'eau-de-vie de vin de vendange, ou de vieux vin de la vigne, que je préparais en même temps comme terme de comparaison.

Il n'en a pas été ainsi de l'essai que j'avais cru devoir tenter, de fermentation du moût d'orge tartarisé par la levûre de bière. Le liquide produit n'était ni de la bière, le houblon manquait, ni du vin, la vinosité faisait défaut, et l'eau-de-vie brute fournie par la distillation était franchement mauvais goût.

On pourra en grande fabrication régulière par la levûre elliptique, vu le grand pouvoir saccharifiant de la diastase, remplacer une partie du malt par des grains d'orge non germés, de froment, simplement moulus, etc., je m'en suis assuré expérimentalement, et j'ai pu obtenir des vins d'orge et de froment, par exemple, de qualité égale et d'un prix de revient inférieur à celui du vin de malt pur, puisque ces céréales n'avaient pas eu à subir les frais de maltage.

Cependant ces vins ne sauraient satisfaire tous les goûts comme vins de table, car les vins blancs de raisin ont une saveur plus accentuée, grâce aux 8 ou 10° d'alcool qu'ils dosent. Fallait-il pour arriver à cette richesse alcoolique forcer la proportion de malt ou de céréales ? Je l'ai tenté, mais le produit, trop riche en extrait, plus alimentaire, c'est incontestable, dosant 100 pour mille et plus d'extrait, avait une saveur plate et pâteuse, partant peu favorable, et d'ailleurs la saccharification était rendue plus difficile par cette masse encombrante, qui laissait un poids de drèche presque double de celui de mes premiers essais.

Le problème était facile à résoudre, j'ajoutai d'abord au moût d'orge tartarisé la quantité de saccharose (sucre de betterave ou de canne du commerce) nécessaire pour obtenir 8 à 10° d'alcool, après saccharification du malt par la méthode anglaise. Le vin d'orge fabriqué dans ces condition contenait :

44^{gr},50 d'extrait par litre et en moyenne 42 grammes ;

1^{gr},50 de cendres ;

10° d'alcool pour cent.

C'est encore un vin plus alimentaire que les vins de la vigne.

En diminuant la quantité de malt on obtient des vins qui ne dosent plus que 30 à 35 pour mille d'extrait, moins nutritifs que les vins d'orge précédents, mais aussi alimentaires que le vin de raisin frais.

Malheureusement les droits qui pèsent sur le sucre rendent cette application un peu plus dispendieuse. Il n'y a pas lieu d'espérer un dégrèvement, et nous sommes encore loin de l'époque où l'on supprimera les impôts de consommation.

Mais j'ai pu remplacer très avantageusement la saccharose par le jus de la betterave sucrière, amené par évaporation à la moitié de son volume et introduit ensuite dans le moût d'orge tartarisé. On se rend compte aisément de l'économie qui en résultera, puisque le sucre, sous la forme de liquide peu concentré, n'aura pas eu à supporter les frais de grande concentration, de cristallisation et de raffinage, et que d'ailleurs la betterave sucrière ne payant pas d'impôt à l'entrée des distilleries n'en devra pas payer davantage à l'entrée des fabriques de vin d'orge ; l'impôt pèse sur le produit fabriqué, alcool ou vin d'orge, et doit être perçu à la sortie.

Je ne m'étais pas dissimulé les difficultés de ce problème de l'utilisation du jus de betteraves, car je n'ignorais pas que beaucoup avant moi avaient tenté la fabrication d'un vin de betteraves. Leurs procédés n'ont pas été publiés, ils n'avaient pas été couronnés de succès, le produit sentait la betterave et ne pouvait être accepté par la consommation. Mais j'ai été plus heureux, et mes vins d'orge et de betteraves n'ont ni la saveur de l'orge et de la betterave, mais une franche saveur de vin blanc de la vigne.

Suivant M. Pasteur, le goût, les qualités du vin dépendent certainement, pour une grande part, de la nature spéciale des levûres qui se développent pendant la fermentation de la vendange : Il a ajouté : « On doit penser que, si l'on soumettait un même moût de raisin à l'action de levûres distinctes, on en retirerait des vins de diverses natures. » J'ai commencé des essais sur le moût d'orge tartarisé en partant de ces idées de

M. Pasteur. J'ai reçu dans les derniers jours de septembre 1887, des raisins de Barsac et de Sauterne qui produisent les grands vins de Barsac et Sauterne. J'ai fait fermenter des moûts d'orge tartarisés avec les levûres extraites de ces raisins, et j'ai obtenu des vins d'orge plus fins que les vins d'orge fabriqués avec la levûre de raisin de Meurthe-et-Moselle, et possédant une saveur particulière que beaucoup de dégustateurs affirmaient se rapprocher de celle du Barsac. Ces résultats m'ont engagé à persévérer dans cette voie, et j'élève depuis le courant du mois d'octobre 1888 des levûres provenant des meilleurs cépages de Beaune, de Chablis, de Riquewyr (Alsace), etc., avec la conviction d'obtenir avec ces levûres particulières des vins d'orge de plus en plus fins.

III

Avantages du vin d'orge pour la consommation.

Le prix de revient du vin d'orge ordinaire. à 10° d'alcool, ne dépassera pas en grande fabrication dix francs l'hectolitre, auxquels il faudra ajouter le bénéfice naturel du fabricant. Si l'administration des contributions indirectes ne l'impose pas plus que le vin de raisins secs, ce qui serait équitable, ce vin d'orge, vu son bas prix et ses qualités hygiéniques, sera appelé à entrer largement dans la consommation de la classe laborieuse, ouvrière et agricole, qui, vu les hauts prix du vin naturel de la vigne, ne peut jamais en consommer et en est réduite à boire des piquettes ou des vins frelatés.

Il contribuera pour une part à la solution de ce grand et important problème de la vie à bon marché, qui devrait être la préoccupation constante des législateurs d'une république démocratique.

Quant aux vins d'orge mousseux, qui pourront être livrés au même prix que la bière mousseuse, leur apparition sera certainement considérée comme un bienfait, puisqu'ils constitueront le Champagne des déshérités de la fortune, deshérités qui eux aussi ont droit dans une démocratie à leur part de bienêtre.

Mais il importe qu'il n'y ait pas tromperie sur la nature de la marchandise, sur son origine, il faut donc que le vin d'orge soit livré au commerce absolument sous son nom de *Vin d'orge*. La confusion fort heureusement n'est pas possible, car il a ses caractères propres, qui empêcheront de le prendre pour un vin de raisin, bien que la saveur soit sensiblement la même. En effet, sans parler d'un poids d'extrait double ou triple suivant qualité, le vin d'orge renferme de la matière albuminoïde, et la présence de cette matière essentiellement alimentaire servira de caractère différentiel, puisque le vin de raisin est dépourvu de ce principe nutritif. Il sera précipité abondamment par le tannin, tandis que les vins de raisins, qui renferment naturellement du tannin, ne peuvent être influencés par ce réactif. Bien plus, il suffira d'ajouter au vin d'orge du vin de raisin pour obtenir ce précipité de tannate de la matière albuminoïde : chacun pourra donc avoir son réactif sous la main et contrôler la nature de sa boisson. Je tiens à ce que ce moyen si simple de contrôle, à la porté de tous, soit bien connu, car à aucun prix je ne voudrais qu'une confusion pût s'établir entre le vin d'orge et le vin de raisins secs, qui est généralement de qualité fort inférieure au point de vue de l'hygiène et de l'alimentation.

IV

Le vin d'orge au point de vue de l'hygiène.

Il convient maintenant d'examiner la valeur du vin d'orge au point de vue de l'hygiène, c'est là une question de grande importance.

J'ai déjà fait remarquer que le vin d'orge était plus alimentaire que le vin par excellence, que le vin de raisin ; je n'ai pas à revenir ou à insister sur ce point, dont chacun peut se convaincre par la comparaison des analyses de l'une et l'autre boisson. En effet :

	Vin blanc de raisin.	Vin d'orge ordinaire.	Vin d'orge plus riche.
Alcool..........	5° à 15°	5°,5 à 6°,5	8° à 12°.
Extrait sec	15gr à 24gr	58gr à 62gr	35gr à 45gr.
Cendres.........	1gr,50 à 2gr,75	2gr,80 à 3gr	1gr,50.

Le vin d'orge est aussi alimentaire que la bière, mais plus hygiénique qu'elle, parce que c'est la levûre elliptique qui l'a formé et non pas la levûre de bière, et qu'il y a une différence indéniable entre les résultats de la fermentation par l'un et par l'autre ferment.

Le vin d'orge est donc plus alimentaire que le vin de raisin, c'est un fait acquis, mais est-il aussi hygiénique ? *A priori* je réponds *oui*, puisque tous deux sont engendrés par le même ferment, par le même microbe bienfaisant, qui travaille toujours à notre profit dans le même sens, de la même manière, et dans un instant je serai plus affirmatif en partant de considérations scientifiques et expérimentales sur les eaux-de-vie fournies par ces vins.

Mais voici un autre côté de la question qui mérite d'être présenté. Les alcools supérieurs ne peuvent plus seuls être accusés du plus ou moins de nocivité des boissons alcooliques. Certains alcaloïdes récemment découverts, bien que faiblement toxiques, peuvent et doivent entrer en ligne de partage pour cette nocivité. Sous ce rapport le vin d'orge à 10° d'alcool serait plus hygiénique que le vin de la vigne, puisqu'il renferme moins d'alcaloïdes. ce que je vais établir, et moins d'alcools supérieurs, ce que je démontrerai plus loin.

M. Lindet, dans un mémoire présenté à l'Académie des sciences, dans les premiers mois de l'année 1888 (1), a fait connaître le résultat de ses dosages d'alcaloïdes dans divers alcools. Il a retiré et dosé $5^{mgr}.48$ de bases dans un litre d'alcool provenant d'une eau-de-vie de vin vieilie (Vibrac, Charente) à 45°, et $4^{mgr}.04$ de bases par litre d'alcool d'une eau-de-vie de vin à 49°, faite en son laboratoire ; il n'a dosé au contraire que $1^{mgr}.70$ de bases dans un litre d'alcool provenant de flegmes à 50° obtenus par fermentation de grains saccharifiés par la diastase du malt. Ainsi cet échantillon d'eau-de-vie de la Charente contenait 3,22 fois plus d'alcaloïde et l'eau-de-vie de vin faite au laboratoire 2,376 fois plus d'alcaloïde que les flegmes de grains saccharifiés par l'orge malté. Cette différence, suivant l'auteur, et je partage son opinion, vient de ce que le malt, ou orge germé puis touraillé, est saccharifié et saccharifie par sa diastase à 75° et 80°. température qui paralyse l'action des germes de microbes auxquels on attribue généralement la formation de ces bases, tandis que leur action ne peut être atténuée par la fermentation du moût de raisin.

Ces expériences de M. Lindet ont été confirmées par les miennes, car j'ai pu doser 4^{mgr} en moyenne de bases par litre d'alcool de vin de la vigne préparé dans mon laboratoire, et $1^{mgr}.80$ par litre d'alcool provenant de vin d'orge obtenu par fermentation avec un saccharomyces ellipsoïdeus, qui me paraissait très pur.

En résumé, je crois qu'il est légitime de conclure dès maintenant

(1) Comptes rendus 106, 280, 1888.

tenant, que le vin d'orge est aussi hygiénique que le vin de raisin frais de la vigne.

Je n'aurai pas de contradicteur, excepté dans le midi, en affirmant qu'il est plus hygiénique que les vins plâtrés du midi, condamnés par l'Académie de médecine.

J'ajoute que le vin d'orge est plus hygiénique que le vin de raisin sec. En effet les raisins secs entrent en fabrication chargés de poussières microbiennes de différentes natures, dont on ne peut les débarrasser sans se priver en même temps de la levûre de vin naturelle. Ces poussières en évoluant dans le moût engendrent des vibrioniens, des bactéries, comme chacun s'en convaincra facilement par l'examen microscopique. Ce sont ces ferments parasites qui font que les vins de raisins secs contiennent plus de produits de tête, aldéhydes, etc., et plus de produits de queue, alcools supérieurs, etc., que le vin de raisin frais et que le vin d'orge.

V

Des eaux-de-vie et de l'alcool de vin d'orge au point de vue de l'hygiène.

Il me reste encore à parler d'une application très importante de la fabrication des vins d'orge : la production de l'eau-de-vie et de l'alcool que l'on en retirera par distillation.

Les eaux-de-vie de vin d'orge fabriqué avec une bonne levûre elliptique, et l'industrie aura toujours à sa disposition de bonne levûre elliptique, sont fines, d'une odeur aromatique particulière fort agréable, et pourraient rivaliser avec les eaux-de-vie de vin, si en dehors de la Charente on distillait encore du vin. Mais on distillera des vins d'orge, parce que ces vins reviennent à un bas prix comparable à celui des vins de l'époque où leur distillation était une source de bénéfices.

Quelle sera la valeur hygiénique des eaux-de-vie ou de l'alcool de vin d'orge ?

M. Ed. Charles Morin a constaté dans une eau-de-vie de la Charente, de qualité irréprochable, une proportion d'alcool amylique dépassant plus des 5/6 des alcools supérieurs, et dans le 1/6 restant 3/4 d'alcool propylique normal et 1/4 d'alcool isobutylique, tandis qu'une fermentation de 100 kilos de sucre par la levûre elliptique lui a donné, pour la même quantité d'alcool, une proportion d'alcools supérieurs représentant le quart seulement du poids indiqué par lui dans l'eau-de-vie de la Charente.

Il est facile d'en conclure que du vin d'orge à 10°, fabriqué en vue de la distillation, dont 2° par exemple proviendraient de l'orge, et 8° du sucre de la betterave, fournira une eau-de-vie ne contenant que les 8/20 du poids des alcools supérieurs contenus dans l'eau-de-vie de vin de la Charente ; qu'un autre vin d'orge, dont 4° proviendraient de l'orge et 6° du sucre fourni par le jus de betterave donnerait une eau-de-vie contenant les 11/20 du poids des alcools supérieurs trouvé dans l'eau-de-vie de la Charente.

Quant aux produits de tète, l'eau-de-vie de vin d'orge ne renferme que des traces d'aldéhyde, une quantité inférieure à celle que l'on constate dans les eaux-de-vie de vin de la vigne.

Ainsi, les eaux-de-vie de vin d'orge seront pour le moins aussi hygiéniques que les eaux-de-vie de vin de raisin. Cette affirmation semble paradoxale au premier abord.

Comment, dira-t-on, mais l'orge est un grain, donc l'eau-de-vie de vin d'orge ne peut être que de l'eau-de-vie de grain. Que l'on veuille bien se reporter aux considérations qui précèdent, aux faits scientifiques que je cite, aux expériences que je signale, et surtout ne pas perdre de vue que l'eau-de-vie de vin d'orge est engendrée par le même ferment que l'eau-de-vie de vin de raisin, et l'on comprendra qu'il n'y a pas de confusion possible, point d'analogie avec l'eau-de-vie de grains engendrée par la levûre de bière.

Il est à désirer que l'alcool de vin d'orge vienne remplacer comme boisson les alcools d'industrie fabriqués à la levûre de bière.

C'est qu'il y a au point de vue physiologique une différence réelle et sérieuse entre l'eau-de-vie fournie par des alcools de vin de raisin ou d'orge, résultant, je le répète, de la fermentation par la levûre de vin ou levûre elliptique, et l'eau-de-vie produite par les alcools d'industrie, engendrés par la levûre de bière.

Personne n'ignore qu'à l'époque où l'on ne consommait en France que des alcools de vin, provenant surtout des distilleries du midi, l'alcoolisme ne se manifestait qu'exceptionnellement, tandis qu'il s'est accru successivement à mesure que les alcools de vin disparaissaient et laissaient la place aux alcools d'industrie, et cela dans une proportion telle que nos hygiénistes ont fini par s'en émouvoir et par chercher les moyens de combattre cette calamité.

On a pensé que l'application du procédé Bang et Ruffin à la rectification des alcools d'industrie remédierait efficacement à cet état de choses si lamentable. Sans doute on obtiendra ainsi de l'alcool éthylique pur, mais qui manquera du bouquet recherché, de la saveur exigée. Les fabricants d'eau-de-vie, dite de Cognac, seront forcément conduits, pour satisfaire le goût des consommateurs, à dénaturer l'alcool pur, à le rendre impur par addition de ces essences commerciales de cognac ou de rhum, fort riches en produits amyliques, en éther et en huiles essentielles. Il est permis de se demander si la santé publique y gagnera beaucoup.

J'ai la conviction que l'eau-de-vie de vin d'orge au contraire sera bien préférable physiologiquement à ces eaux-de-vie fabriquées avec l'alcool pur de Bang et Ruffin, mais rendues malsaines par mélange avec des essences de cognac de n'importe quelle provenance, et que la nouvelle industrie que je propose rendra de réels et sérieux services à la classe laborieuse en mettant à sa portée des boissons véritablement hygiéniques.

VI

L'expression de « vin d'orge » est-elle légitime ?

Quelques personnes, peu au courant de la littérature, de l'histoire ancienne, de la langue fançaise et du langage scientifique moderne m'ont accusé d'avoir forgé un *néologisme* en appelant *vin d'orge* la boisson vineuse que je viens de décrire.

Je n'aurai pas de peine à démontrer leur erreur et le grand âge de cette expression qui était employée avant l'ère chrétienne.

La découverte des boissons fermentées à base d'orge est due aux peuples de l'Orient. Dans l'Extrême-Orient, on en a trouvé des traces certaines sous la première dynastie indienne, l'an 3200 avant Jésus-Christ. L'usage de la boisson d'orge fermentée finit même par dégénérer en abus dans l'Inde ; aussi le souverain Dzadustru, qui vécut vers 1900 avant Jésus-Christ, se vit-il forcé d'interdire la culture de l'orge pendant trois ans. (A. Hausdorf.)

Les auteurs anciens, Eschyle, Sophocle, Xénophon. Théophraste, Diodore de Sicile, Strabon, parlent de l'*oinon Krithès*, du *Krithinon oinon*, que les latins appelaient *vinum hordeaceum*, expressions grecques et latines que l'on ne peut traduire en français que par *vin d'orge*.

Théophraste et Diodore de Sicile rapportent que les Egyptiens préparaient du *vin d'orge*. On ne saurait s'en étonner quand on songe à la valeur de la civilisation égyptienne. Ils ont dû. comme les habitants de l'Inde, remarquer que l'orge réduite en farine, additionnée d'eau, fermentait spontanément comme le moût du raisin. La boisson alcoolique qui en résultait était acide, et c'est cette saveur qui l'a fait assimiler au vin de la vigne et appeler vin d'orge. L'acidité était due à de l'acide lactique qui se développe abondamment dans ces conditions.

Xénophon (*Anabase* IV, 5) signale aussi le vin d'orge 400 ans avant J.-C. : « Les Arméniens avaient du *vin d'orge* dans des cuves, des grains d'orge nageaient sur ce liquide, qu'on buvait à travers une paille. Le breuvage était très fort si on n'y ajoutait pas d'eau ; il était très agréable à boire quand on y était habitué. »

Est-ce à la bière qu'on ajoute de l'eau, ou au vin ?

Tacite décrit aussi le vin d'orge de son temps : « *Postui humor ex hordeo aut frumento in quandam similitudinem vini corruptus.* »

S'il doit être bien évident pour tous que le vin d'orge de l'antiquité ne ressemble en rien au vin d'orge dont j'ai décrit la fabrication, les propriétés et les qualités, il n'en est pas moins vrai que l'expression de *vin d'orge* existait depuis les temps les plus reculés.

Qu'il me soit permis d'ajouter, pour éviter toute confusion, qu'entre le vin d'orge des temps anciens, et la bière, produit de la fermentation du moût d'orge houblonné, obtenue vers le milieu du moyen âge seulement, il y a eu une longue période de transition, depuis les premiers siècles de l'ère chrétienne, pendant laquelle parurent des boissons d'orge, fermentées et épicées, que l'on peut considérer comme des prototypes de la bière, et que les langues grecques et latines distinguaient du *vin d'orge* puisqu'elles les désignaient sous les noms de zythos ou cervisia.

Abandonnons l'antiquité pour les temps présents.

Pour savoir ce que vaut l'expression de vin d'orge, il suffit de consulter des dictionnaires de la langue française et de la langue scientifique.

Que l'on ouvre le dictionnaire de Littré, même l'édition réduite par Beaujan, article vin, page 1272, et on lira qu'on appelle vin « toute liqueur fermentée et spiritueuse que l'on tire des végétaux. *Vin de cannes. Vin de palme. Vin de prunelles.* »

Le vin d'orge, tiré d'un végétal, a donc le droit de s'appeler *vin d'orge.*

Consultons maintenant le *Dictionnaire de chimie*, de Wurtz, tome V, page 680, on y lit, à l'article *Vin* : « La plupart des fruits sucrés peuvent fournir par expression des sucs qui, abandonnés à eux-mêmes, se transforment en liquides spiritueux, auxquels on donne souvent le nom de *vins*. Tels sont les vins de cerise, de groseille, de pêche, de pomme, de poire, de palmier, de banane, d'agavé, de cocotier, de canne à sucre, de bouleau, d'érable, etc., sans parler des liqueurs fermentées obtenues avec les graines germées de l'orge, du riz, du seigle, du maïs, et de beaucoup d'autres végétaux amylacés ou sucrés. »

Pourquoi ce dictionnaire dit-il « auxquels on donne *souvent* le nom de vins ? » C'est que certains de ces vins portent aussi des désignations différentes, ainsi le nom vulgaire du vin de pomme, c'est le *cidre* ; le nom vulgaire du vin de poire, c'est le *poiré*. En Allemagne le nom vulgaire ne diffère pas du nom scientifique : on dit toujours *apfelwein*, vin de pommes.

Il ressort de la lecture du *Dictionnaire de chimie*, de Wurtz, que l'expression de *vin d'orge* est légitime.

Combien y a-t-il de vins reconnus tels par la science et par la langue française, en dehors du vin de la vigne ? Que l'on veuille bien à ce sujet consulter le *Grand Dictionnaire de P. Larousse*, deuxième supplément, page 601, et on y verra une fort longue liste de ces produits similaires du vin de la vigne et du vin de pommes, portant le nom de vin suivi du nom du végétal qui l'a fourni.

Pour terminer, je rappelle que j'ai fait remarquer dans une de mes premières pages que M. Pasteur, faisant fermenter du moût de bière avec de la levûre elliptique, avait écrit, en 1876, qu'il avait obtenu une bière particulière, un *véritable vin d'orge*. L'expression de *vin d'orge* est donc prononcée par lui, il y a douze ans.

Dans la séance de l'Académie de médecine du 29 mai 1888, à la suite de la présentation, par M. Chatin, de mon mémoire sur *Le Vin d'orge et sa valeur au point de vue de l'alimentation*, M. Pasteur a fait l'éloge du vin d'orge et a affirmé qu'il s'agissait « d'un *véritable vin*, d'une qualité tout à fait particulière, d'un goût agréable, qui rappelle celui du vin de Champagne un peu éventé (c'est-à-dire ayant perdu son gaz acide, carbonique). »

J'aurais donc pu me dispenser de recourir à l'antiquité et aux dictionnaires modernes, car l'expression de *véritable vin* donnée au *vin d'orge* par un savant de la valeur, de la notoriété, de l'universelle célébrité de M. Pasteur, restera toujours, malgré tout !

G. JACQUEMIN

S'adresser, pour renseignements techniques, à **M. NEVEU**, ingénieur à **Rueil** (Seine-et-Oise).

40

www.ingramcontent.com/pod-product-compliance
Lightning Source LLC
LaVergne TN
LVHW012113170726
843501LV00008BC/2855